Annette Kerckhoff

Was tun bei Nasennebenhöhlenentzündung

Was tun bei

Nasennebenhöhlen-entzündung

Annette Kerckhoff

KVC | VERLAG

KVC Verlag
Karl und Veronica Carstens-Stiftung
Am Deimelsberg 36, 45276 Essen
Tel.: 0201/56305-70
Fax: 0201/56305-30
www.kvc-verlag.de

Kerckhoff, Annette
Was tun bei Nasennebenhöhlenentzündung

Wichtiger Hinweis: Für Angaben über Dosierungsanweisungen und Applikationsformen kann vom Verlag keine Gewähr übernommen werden. Jede Dosierung oder Applikation erfolgt auf eigene Gefahr des Benutzers. Geschützte Warennamen (Warenzeichen) werden nicht besonders kenntlich gemacht. Aus dem Fehlen eines solchen Hinweises kann also nicht auf einen freien Warennamen geschlossen werden

ISBN 978-3-933351-42-5

Abbildungen: Peter E. Reiche, Berlin

Umschlaggestaltung: eye-d Designbüro, Essen
Druck: Union Betriebs-GmbH, Rheinbach

Inhalt

Einleitung

Die akute Nasennebenhöhlenentzündung ist eine häufige Erkrankung. Üblicherweise wird sie mit Antibiotika, abschwellenden Nasentropfen und schleimverflüssigenden, chemisch-synthetischen Arzneimitteln behandelt. Diese Arzneimittel sind nicht unproblematisch: Antibiotika können Nebenwirkungen haben, die abschwellenden Nasentropfen bei längerfristigem Gebrauch zu einem Gewöhnungseffekt und einer Schädigung der Schleimhaut führen.
In verschiedenen Studien konnte aber eine auffallende Selbstheilungsrate bei Nasennebenhöhlenentzündungen beobachtet werden. So stellt sich die Frage, ob es – insbesondere bei leichteren Formen – eine mögliche alternative Behandlung aus dem Bereich der Naturheilkunde oder Homöopathie gibt.

Die Carstens-Stiftung hat vor diesem Hintergrund eine Studie durchgeführt, welche ein naturheilkundliches Therapiekonzept mit der konventionellen Therapie vergleicht. Die Ergebnisse lassen den Schluss zu, dass das naturheilkundliche Behandlungskonzept eine ernstzunehmende Alternative zur konventionellen Behandlung ist, solange der Schweregrad der Erkrankung und die Gesamtverfassung des Patienten berücksichtigt werden.

Der vorliegende Ratgeber richtet sich bewusst an medizinische Laien. Er möchte – in enger Anlehnung an die zu der genannten Studie durchgeführte Doktorarbeit – das Krankheitsbild der Nasennebenhöhlenentzündung, die konventionelle Therapie und die geprüfte naturheilkundliche Therapie vorstellen. Einen besonders großen Raum nehmen dabei Maßnahmen zur Vorbeugung wie auch begleitende Selbsthilfemaßnahmen aus dem Bereich der Volks-, Pflanzen- und Naturheilkunde ein.

Die Nasennebenhöhlenentzündung

Definition

Unter einer Nasennebenhöhlenentzündung (in der Fachsprache Sinusitis genannt) versteht man eine Entzündung der Kieferhöhlen und der Stirnhöhlen, bzw. der Schleimhäute, die diese Höhlen im Kopfbereich auskleiden. Die Bezeichnung „Sinusitis" setzt sich zusammen aus der für Entzündungen charakteristischen Endung „*-itis*" (wie beispielsweise auch bei der Bronchitis) und dem lateinischen Begriff *Sinus* – wörtlich „Bogen, Krümmung, Rundung" – der die jeweilige Nasennebenhöhle bezeichnet. Die einzelnen Höhlen werden genauer nach dem jeweiligen Knochen, in dem sie sich befinden, benannt. So befindet sich die Kieferhöhle *(Sinus maxillaris)* im Oberkiefer (*Maxilla*), die Stirnhöhle *(sinus frontalis)* im Stirnbein *(os frontale)*. Entsprechend wird eine Kieferhöhlenentzündung als *Sinusitis maxillaris*, die Stirnhöhlenentzündung als *Sinusitis frontalis* bezeichnet.
In der Medizin wird zwischen der akuten und der chronischen Nasennebenhöhlenentzündung unterschieden. Die akute Erkrankung dauert bis zu drei Wochen. Die chronische Nasennebenhöhlenentzündung besteht deutlich länger, häufig bereitet sie aber weniger Beschwerden.

Der vorliegende Ratgeber befasst sich ausschließlich mit der akuten Nasennebenhöhlenentzündung.

Aufbau der Nasennebenhöhlen

Um ein besseres Verständnis für Ursachen und Behandlungsmöglichkeiten zu bekommen, ist es sinnvoll, die Anatomie und die Funktion der Nasennebenhöhlen besser zu verstehen (Abbildung 1).

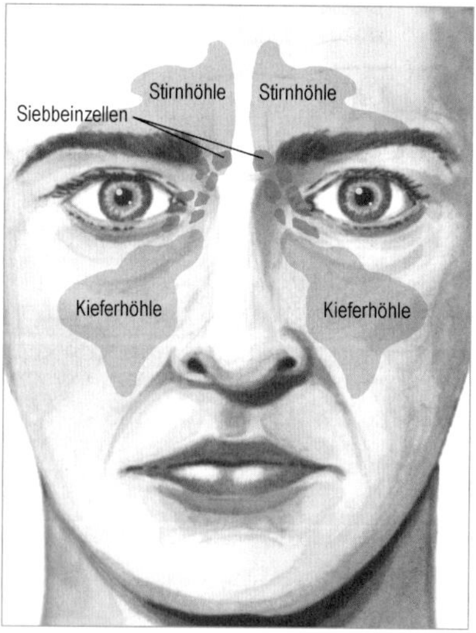

Abbildung 1: Nasennebenhöhlen

Atmet man Luft durch die Nase ein, so strömt diese nicht, wie man vermuten könnte, auf direktem Wege von der Nase in die Luftröhre und weiter in die Lunge, sondern zunächst durch ein kompliziertes **Hohlraumsystem** im Gesichtsbereich. Zu diesem Hohlraumsystem gehören im wesentlichen die Kieferhöhlen und die Stirnhöhlen.
Die **Kieferhöhlen** liegen links und rechts neben der Nase und sind durch eine Öffnung mit dem Inneren der Nase, dem sogenannten Nasengang, verbunden. Diese Öffnung befindet sich am Oberrand der Höhle, so dass die in der Kieferhöhle gebildete Flüssigkeit (Sekret) aufwärts, also entgegen der Schwerkraft, abtransportiert werden muss. Ist der Abtransport bereits in „gesunden Zeiten“ nicht ganz unproblematisch, verschärft sich das Problem im Krankheitsfall: Wenn die Schleimhaut der Kieferhöhle entzündet ist, schwillt sie an und bildet vermehrt einen zähflüssigen Schleim, der dann kaum noch abtransportiert werden kann. Es kommt zu einem Sekretstau, der wiederum ein optimaler Nährboden für Keime ist.
Zur Behandlung der Entzündung sind konsequenterweise Maßnahmen erforderlich, durch die das zähflüssige Sekret verflüssigt wird und besser abfließen kann: Dazu können verflüssigende Arzneimittel gehören, aber auch einfache Maßnahmen wie die mechanische Reinigung der Nase durch das Spülen mit Salzwasser.

Die **Stirnhöhlen** liegen über der Nasenwurzel und verlaufen bis unter die Augenbrauen. Eine kleine knöcherne Scheidewand trennt die linke von der rechten Stirnhöhle. Ihre Öffnungen zum Nasengang liegen am Unterrand der Höhlen, hier kann das Sekret leichter abfließen.

Daneben gibt es noch die hinter der Nasenwurzel befindlichen **Siebbeinzellen** und die hinter der Nasenhöhle gelegenen **Keilbeinhöhlen** (in der Abbildung nicht dargestellt).

Alle Nebenhöhlen – also Kiefer-, Stirn- und Keilbeinhöhlen sowie Siebbeinzellen – sind, wie auch die Nase, die Luftröhre oder die Bronchien, mit einer einheitlich aufgebauten **Schleimhaut** ausgekleidet (Abbildung 2).

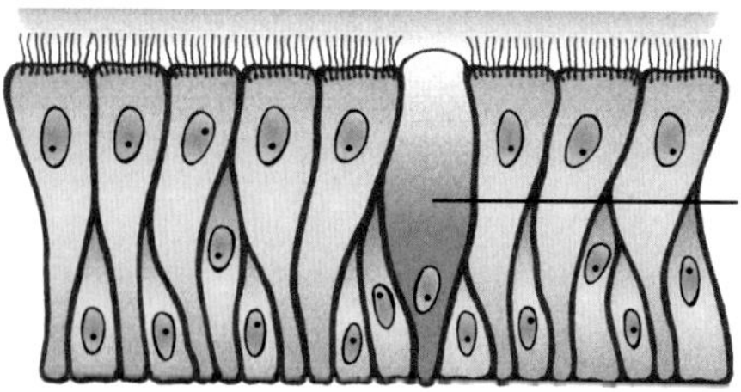

Abbildung 2: Schleimhaut

Diese Schleimhaut weist anatomisch zwei Besonderheiten auf: Zum einen befinden sich an der Oberfläche so genannte Flimmerhärchen oder Zilien, welche mit rhythmischen, schlagenden Bewegungen Staub, Schleim und Schmutzteilchen nach außen abtransportieren – wie auf einem Förderband. Zum zweiten enthält die Schleimhaut der Atemwege Becherzellen (benannt nach ihrer becherartigen Form). Diese Zellen bilden Schleim, in dem sich Erreger, Staub und Schmutz fangen und so mithilfe der Zilien abtransportiert werden können.

Die Schleimhaut in Nase und Nasennebenhöhlen, deren Fläche sich durch das Hohlraumsystem im Kopf um ein Vielfaches vergrößert, hat eine außerordentlich wichtige Aufgabe: Die eingeatmete Luft wird durch den Kontakt mit der Schleimhaut und den Zilien mechanisch gesäubert, durch das Sekret der Becherzellen befeuchtet und durch die Körperwärme der Schleimhaut erwärmt. Die Luft passiert quasi ein Filtersystem, durch das Krankheitserreger und Schmutz aufgehalten und die unteren Atemwege (Bronchien, Luftröhre und Lunge) geschont werden.

i

Durch die Nase einzuatmen, führt zu einer Reinigung und Erwärmung der Einatemluft und schont Bronchien und Lunge.

Symptome

Die **akute Nasennebenhöhlenentzündung**, die zu den häufigsten Erkrankungen der oberen Atemwege gehört, zeigt sich in folgenden Symptomen:

- ✓ Kopfschmerzen: Sie können als Schmerzen in den betroffenen Bereichen (Wange, Stirn, hinter den Augen), aber auch als ausstrahlende Schmerzen, dumpfe oder pochende Kopfschmerzen oder ein Druckgefühl auftreten. Meist verschlimmern sich die Schmerzen, wenn man sich nach vorne beugt, niest, hüpft oder mit den Füßen fest auftritt.
- ✓ Empfindlichkeit und Schmerzen beim Klopfen an den betroffenen Stellen (Wange, Stirn)
- ✓ Starke Schleimbildung, wobei es zu einem schleimig-eitrigen, grün-gelblichen Sekretabfluss kommen kann
- ✓ Behinderung der Nasenatmung
- ✓ Verminderung des Geruchs- und Geschmackssinnes, eventuell Beeinträchtigung des Hörvermögens
- ✓ Eventuell Allgemeinerscheinungen wie Fieber, Müdigkeit, Abgeschlagenheit
- ✓ Bei gleichzeitigem oder nachfolgendem Infekt der unteren Atemwege auch Husten oder Heiserkeit

! Gehen Sie zum Arzt,

- ✓ wenn sich aus einem Schnupfen eine Nebenhöhlenentzündung entwickelt. Dies merken Sie vor allem an Kopfschmerzen und einem Druckgefühl im Bereich der jeweiligen Höhlen, also vor allem neben der Nase oder an der Stirn.
- ✓ wenn es Ihnen allgemein schlechter geht
- ✓ wenn Sie sich müde und abgeschlagen fühlen
- ✓ wenn Sie Fieber bekommen

Ursachen und Voraussetzungen

In 80% der Fälle entwickelt sich eine akute Nasennebenhöhlenentzündung aus einer Erkältung oder einem **Schnupfen** (Rhinitis), wobei diese Infekte in der Regel von Viren verursacht werden. Man spricht dann von einer „katarrhalischen" Begleitsinusitis, weil die Nebenhöhlenentzündung in Folge eines Katarrhs, d.h. einer einfachen Schleimhautentzündung, auftritt. Durch den Luftabschluss bietet die entzündete Schleimhaut einen guten Nährboden für die Ausbreitung von Bakterien, so dass sich zusätzlich eine bakterielle Infektion entwickeln kann. Man spricht dann von einer bakteriellen Super- oder Sekundärinfektion.

Ein durch Viren verursachter Schnupfen ist durch ein wässrig-klares Nasensekret gekennzeichnet, eine bakterielle Nasennebenhöhleninfektion durch schleimig-eitriges, grün-gelbliches Sekret.

Typischer Ablauf einer Nasennebenhöhlen-entzündung

Schnupfen

↓

Schwellung der Nasenschleimhaut
Verengung der Gänge zu den Nasennebenhöhlen

↓

Reizung der Schleimhaut in den Nasennebenhöhlen
Entzündung der Schleimhaut
(„Begleitsinusitis“)

↓

Durch Verschluss oder Verengung der Gänge zu den Nasennebenhöhlen und Schleimhautschwellung
kein Abfluss von Sekret (=Sekretstau)
Guter Nährboden für Bakterien

↓

Bakterielle Sinusitis

↓

Häufig spontanes Ausheilen
Aber auch möglich:
Eitrige Sinusitis, Komplikationen, Chronifizierung

Wenn Sie von einem Schnupfen „erwischt“ werden, heißt es: Die Nasengänge frei halten – damit sich erst gar keine Nasennebenhöhlenentzündung entwickelt!
Eine gute Maßnahme zu diesem Zweck ist das Durchspülen der Nasengänge mit Salzwasser: Die Nasengänge werden mechanisch gereinigt, der Schleim wird verflüssigt und kann leichter abfließen.

Der Schnupfen, bzw. der Schnupfenvirus selbst, ist nur eine Ursache der akuten Nasennebenhöhlenentzündung. Daneben gibt es eine ganze Reihe von Faktoren, die das Auftreten einer Nasennebenhöhlung verursachen oder zumindest begünstigen können.

Allgemeine Ursachen

Auch wenn es in der gegenwärtigen Medizin selten zum Ausdruck kommt, bringt jeder Mensch eine andere **gesundheitliche Konstitution** mit. Dies bedeutet, dass im Hinblick auf bestimmte Erkrankungen eine besondere Anfälligkeit vorliegt. Der Eine neigt zu Allergien, der Nächste zu rheumatischen Erkrankungen und der Dritte schließlich zu Erkrankungen der Schleimhäute. So gibt es Menschen, die jeden Winter unter Erkältungen und Nasennebenhöhlenentzündungen leiden, während Familienmitglieder oder Freunde aus dem unmittelbaren Umfeld von diesen Erkrankungen verschont bleiben.

Wer immer wieder an Schnupfen, Husten, Erkältungen, Bronchitis usw. erkrankt, hat offenbar eine gesundheitliche Konstitution, die hier eine gewisse Schwäche aufweist. Die Homöopathie geht (im Rahmen einer Konstitutionsbehandlung) gezielt auf derartige Erkrankungsneigungen ein. Daher sollte der Besuch bei einem klassisch arbeitenden Homöopathen in Erwägung gezogen werden.

Winter, also **nasskaltes Wetter**, begünstigt Erkältungen und somit Nasennebenhöhlenentzündungen.

Stress hat über das vegetative Nervensystem* einen unmittelbaren Einfluss auf viele Körperfunktion, u.a. auf die Atmung und die Blutgefäße. In Stresssituationen wird das Blut ins Herz und die Skelettmuskulatur gelenkt, die in der Körperperipherie gelegenen Bereiche, auch die Nasenschleimhaut, werden schlechter durchblutet. Stress schwächt außerdem die allgemeine Abwehrlage, so dass grassierende Erreger schlechter abgewehrt werden können.

---

* auch autonomes oder unwillkürliches Nervensystem genannt. Die Regelung dieses Systems läuft weitgehend selbständig ab. Vom vegetativen Nervensystem werden lebenswichtige Funktionen wie z.B. Atmung, Kreislauf, Stoffwechsel und Wasserhaushalt gesteuert.

Seelische Belastungen haben nicht nur einen Einfluss auf das vegetative Nervensystem und auf das Immunsystem. Nicht selten gibt es außerdem Hinweise für einen Bezug zwischen den körperlichen Symptomen und möglichen seelischen Ursachen. Im Falle eines Schnupfens und einer Nasennebenhöhlenentzündung kann man an ein Gefühl des Überdrusses, der Überforderung, an das Bedürfnis nach einer „Aus-Zeit“ denken, wie es sich auch in dem umgangssprachlichen Ausspruch „Ich habe die Nase voll“ zeigt. Die anatomische Nähe der Nasennebenhöhlen zu den Tränendrüsen ist außerdem bemerkenswert. Es gibt ganzheitliche Ansätze, die bei einer Nasennebenhöhlenentzündung behutsam nach Gefühlen der Trauer fragen, quasi nach „ungeweinten Tränen“. Tatsächlich ist ja auch zu beobachten, dass ein Tränenausbruch das Sekret verflüssigt und die Beschwerden lindert.

Beeinträchtigung von Atemwegen und Nase

Die weitaus wichtigste lebensstilbedingte Ursache für Infekte der Atemwege ist das **Rauchen**. Rauchen belastet die Schleimhäute im gesamten Atemtrakt massiv. Bei angegriffenen Schleimhäuten haben Erreger wie die Schnupfenviren oder auch die nachfolgenden Bakterien ein leichtes Spiel. Chronische Entzündungen der Atemwege, ob es sich nun um die chronische Nasennebenhöhlenentzündung oder die chronische Bronchitis handelt, sind nicht selten die Folge.

Durch **Allergien**, z.B. gegen Hausstaubmilben oder Pollen, kommt es zu einem allergischen Schnupfen, der wiederum die Entstehung einer Nasennebenhöhlenentzündung begünstigt.

Gerade bei wiederkehrenden oder chronischen Nasennebenhöhlenentzündungen ist zudem an **anatomische Veränderungen** der Nase, beispielsweise ein Schiefstand der Nasenscheidewand oder Nasenpolypen zu denken.

Chronische Entzündungsherde, beispielsweise an den Mandeln oder auch Zahnerkrankungen können zu häufig wiederkehrenden Infekten und somit auch zu Nasennebenhöhlenentzündungen führen.

Durch Missbrauch von **abschwellenden Nasentropfen** über einen längeren Zeitraum trocknen die Schleimhäute aus. Dies macht sie empfänglich für das Eindringen von Viren und Bakterien.

Diagnose

Diagnostiziert wird eine Nasennebenhöhlenentzündung durch verschiedene Maßnahmen. Zunächst wird ein ärztliches Gespräch geführt, dem sich eine gezielte körperliche Untersuchung anschließt. Dazu kann gehören, die Höhlen auf Klopfschmerzhaftigkeit zu untersuchen oder auch, eine kleine Lampe auf die schmerzhafte Höhle aufzusetzen (Diaphanoskopie).

Wird der Lichtschein in die Mundhöhle weitergeleitet, sind die Höhlen frei, wird der Lichtdurchtritt gedämpft, sind die Höhlen mit Sekreten gefüllt.
Der HNO-Arzt wird die Nasen von innen mit einem Nasenspiegel (Rhinoskop) untersuchen. Nicht selten wird zur Kontrolle eine Röntgenuntersuchung der Nebenhöhlen durchgeführt, andere Maßnahmen sind Ultraschall, Kernspintomographie und mittlerweile auch die Rhinoendoskopie, bei der eine kleine Kamera in die Nase eingeführt wird. Bei wiederkehrenden oder chronischen Entzündungen sollte ein Allergietest durchgeführt werden.

Komplikationen

Alle Entzündungen im Kopf – ob nun eine Nasennebenhöhlenentzündung oder beispielsweise eine Mittelohrentzündung – gelten als besonders gefährlich, weil sie auf andere Bereiche im Kopf übergreifen können. Diese Komplikationen, z.B. eine Gehirnhautentzündung, eine Entzündung der Knochen im Kopf oder der Augen, sind zwar sehr selten, werden jedoch gefürchtet und rechtfertigen – zumindest aus schulmedizinischer Sicht – den Einsatz von Antibiotika.

Wie kann ich einer Nasennebenhöhlen-entzündung vorbeugen?

Die Auflistung der Ursachen, bzw. der verstärkenden Faktoren, hat gezeigt, dass es neben Viren und Bakterien viele Dinge gibt, die eine Anfälligkeit für Erkältungen allgemein und für die Entwicklung einer Nasennebenhöhlenentzündung begünstigen.
Entsprechend gibt es viele Möglichkeiten, einer Nasennebenhöhlenentzündung vorzubeugen. Ziel dieser Maßnahmen ist, die Abwehrlage zu stärken und die Schleimhäute im oberen Atemtrakt zu pflegen, zu reinigen und zu stabilisieren.
Besonders Menschen, die aufgrund ihrer Konstitution oder auch ihres Lebensstils besonders anfällig für Erkältungen und Nasennebenhöhlenentzündungen sind, bzw. die aufgrund ihrer Lebenssituation besonderen Belastungen ausgesetzt sind, sollten die folgenden Hinweise gut beachten.

Allgemeine Vorbeugung

Vermeiden Sie Kälte! In den kalten Monaten sollte man sich warm anziehen. Dabei ist vor allem an eine **Kopfbedeckung** (z.B. ein Stirnband beim Radfahren) zu denken wie auch an **warme Füße**. Das Haus nicht mit nassen Haaren verlassen! Und: Vor kalter Zugluft schützen!

Stärken Sie die Abwehrkräfte! Dazu gehört, regelmäßig Sport zu treiben, dreimal pro Woche für mindestens 30 Minuten, möglichst an der frischen Luft. Wenn organisierte Aktivitäten nicht machbar sind, ist ein zügiger Spaziergang möglichst bei Tageslicht eine gute Alternative. Auch regelmäßige Saunabesuche können die Abwehrkräfte stärken.

Entspannen Sie sich! Nicht selten führt ein hohes Maß an persönlichem oder beruflichem Stress zu einer Belastung des Immunsystems. Hier ist es besonders sinnvoll, bei den Selbsthilfemaßnahmen den Hebel auch im Bereich des psychischen Gleichgewichtes und der Entspannung anzusetzen und sich beispielsweise mit Yoga, Autogenem Training oder den aus China stammenden Atem-, Bewegungs- und Meditationsübungen des Qi-Gong zu befassen. Dabei ist ratsam, die entsprechenden Verfahren in einem Kurs zu erlernen und sich zuvor gründlich über die Anbieter zu informieren. Sollte der Besuch von derartigen Kursen oder Workshops im Alltag nicht möglich sein, ist es ein guter Kompromiss, sich jeden Tag eine viertel Stunde Zeit für sich selbst zu nehmen.

Achten Sie auf Ihre Ernährung! Eine qualitativ hochwertige Ernährung stärkt nicht nur die Abwehr. Gerade die chinesische Medizin weist uns darauf hin, dass Nasennebenhöhlenentzündungen in einem engen Zusammenhang mit dem Darm stehen können.

Vermeidung von Belastungen für die Atemwege

Hören Sie auf zu rauchen! Die wichtigste Maßnahme zur Vorbeugung von Atemwegserkrankungen ist es, mit dem Rauchen aufhören. Dies kann im Hau-Ruck-Verfahren geschehen oder allmählich, im Alleingang oder mit der Unterstützung eines naturheilkundlich ausgerichteten Arztes. So gibt es einige homöopathische Mittel zur Raucherentwöhnung, auch hat sich die Ohrakupunktur sehr bewährt.

Eine moderate Lösung ist, den Zigarettenkonsum einzuschränken. Für den Organismus ist es dabei besonders günstig, wenn im Tagesverlauf möglichst spät mit dem Rauchen begonnen wird. Da das Nikotin als Nervengift wesentliche Körpersysteme wie Verdauung oder Kreislauf beeinträchtigt, wird deren Funktion, beispielsweise die Verdauungsarbeit, durch frühes Rauchen besonders ungünstig beeinflusst. Zu beachten ist auch, dass Raucher einen erhöhten Vitaminbedarf haben.

Annette Kerckhoff und Andreas Michalsen:
Was tun zur Raucherentwöhnung
KVC Verlag Essen 2005, 100 Seiten, 4,90 €

Suchen Sie frische Luft! Stickige, warme Luft tut den Schleimhäuten gar nicht gut. Lüften Sie deshalb die

Räume häufig, halten Sie das Schlafzimmer kühl und lassen Sie nachts das Fenster offen.

Befeuchtung der Schleimhäute

Trinken Sie ausreichend! Erwachsene sollten etwa zwei Liter Wasser, Saftschorle oder Kräutertee pro Tag trinken. Viel Flüssigkeit ist der beste Schleimlöser. Kaffee und schwarzer Tee sollten eher weniger getrunken werden, da Koffein und Teein die Nieren anregen und so dem Körper Flüssigkeit entziehen.

Sorgen Sie für befeuchtete Luft! Oft ist, gerade in Räumen mit Zentralheizung, die Luft zu trocken. Befeuchten Sie die Luft in den Innenräumen, indem Sie Luftbefeuchter an Heizkörper hängen oder Schalen mit Wasser auf oder über die Heizkörper stellen.
Eine permanente Belastung für die Schleimhäute sind Klimaanlagen. Wenn es möglich ist, dann öffnen Sie die Fenster – oder trinken Sie viel. Dies gilt auch für lange Zugfahrten oder Flüge.

Pflege der Schleimhäute

Spülen Sie Ihre Nase regelmäßig! Zur Vorbeugung von Nasennebenhöhlenentzündungen hat sich die regelmäßige Nasenspülung mit lauwarmer Kochsalzlösung bewährt.

Zu Beginn ist diese Maßnahme eher unangenehm, insbesondere, wenn die Schleimhäute angegriffen sind, nach einiger Zeit gewöhnt man sich jedoch daran. Sehr zu empfehlen sich auch fertige Nasenduschen, die Sie in der Apotheke kaufen können. Hier gibt es auch Portionspäckchen mit Emser Salz zur Nasenspülung. Emser Salz enthält eine Vielzahl von Mineralien und Spurenelementen und ist damit qualitativ hochwertig.

Etwa 1 leicht gehäufter Teelöffel Salz in ½ Liter warmem Wasser verrühren, einfach ein Nasenloch mit dem Daumen der gleichen Hand zuhalten und mit dem anderen Nasenloch das Salzwasser aus der leicht gekrümmten Hand „hochschnupfen“. Dann die Seite wechseln.

Bei einer Umfrage der Autorin unter den Mitgliedern von Natur und Medizin (Fördergemeinschaft der Carstens-Stiftung) waren Nasenspülungen mit Emser Salz unter den am häufigsten empfohlenen Hausmitteln.

„Kauen“ Sie Sonnenblumenöl! Regelmäßiges „Kauen“ von Sonnenblumenöl ist eine Maßnahme aus der ukrainischen Volksmedizin, die Anfang der 90er Jahre erstmalig von Natur und Medizin in Deutschland ver-

öffentlicht wurde. In der Öffentlichkeit erfuhr es eine außerordentlich große Resonanz.
Eine Vielzahl von Rückmeldungen über das Ölkauen wurden von der Autorin ausgewertet. Die Ergebnisse zeigten, dass sich bei regelmäßiger Anwendung Beschwerden im Mund- und Rachenraum, aber auch der oberen und unteren Atemwege deutlich besserten. Zudem verringerte sich die Infektanfälligkeit. Da der Mund- und Rachenraum eine der Haupteintrittspforten für Erreger und Keime darstellt, ist anzunehmen, dass das Ölkauen eine in diesem Bereich entgiftende und säubernde Wirkung hat. Das Interessante an der Maßnahme ist, dass sich durch die anhaltende Bewegung im Mund die Löslichkeitseigenschaften des Öles verändern und es emulgiert. So vermag das Öl zunächst fettlösliche Partikel zu binden, als Emulsion danach wasserlösliche Substanzen.

Für das „Ölkauen“ wird 1 TL bis 1 EL kaltes Sonnenblumenöl über einen Zeitraum von 10 bis 20 Minuten im geschlossenen Mund hin und her bewegt, dabei quasi durch die Zähne gezogen, woraus sich der Begriff des Ölkauens ableitet. Durch diesen Vorgang wird das Öl allmählich emulgiert und kann, wenn es eine weißliche Farbe erhalten hat, ausgespuckt werden. Danach sind die Zähne gründlich zu putzen.

Die konventionelle Behandlung und ihre Probleme

Die Behandlung jeder Nasennebenhöhlenentzündung – ob konventionell oder naturheilkundlich – hat folgende Ziele:

- ✓ Abschwellen der Schleimhäute
- ✓ Verdünnen des Schleims in den Nasennebenhöhlen und Förderung des Sekretabflusses und somit Beheben des Sekretstaus in den Nasennebenhöhlen
- ✓ Minderung der Entzündung

Entsprechend basiert die konventionelle Behandlung der akuten Nasennebenhöhlenentzündung auf drei Säulen:

1. Abschwellende Nasentropfen
2. Sekretlösende, bzw. sekretverflüssigende Arzneimittel
3. Antibiotika

Abschwellende Nasentropfen

Der Einsatz von abschwellenden Nasentropfen ist eine sogenannte symptomatische Behandlung. Dies bedeutet, dass zwar das Symptom, das Krankheitszeichen, gelindert, die Ursache jedoch nicht behoben wird.

(Symptomatisch zu behandeln, ist übrigens nicht auf die Schulmedizin beschränkt. Auch die Anwendung von Pfefferminzöl bei Erkältungen oder Kopfschmerzen ist lediglich eine symptomatische Behandlung: Die Beschwerden werden gelindert, die Ursache aber nicht behandelt).

Schulmedizinisch wird die Nasennebenhöhlenentzündung symptomatisch durch die Gabe von abschwellenden Nasentropfen (beispielsweise Olynth®, Otriven®, Nasivin®) und sekretlösenden Mitteln behandelt. Viele abschwellende Nasentropfen erreichen über die Anregung und Beeinflussung des Sympathikus-Nervs des vegetativen Nervensystems ein Abschwellen der Nasenschleimhaut. Das vegetative oder auch „unwillkürliche" Nervensystem ist für unsere gesamten unwillkürlichen Körperabläufe wie Herzschlag, Kreislauf, Verdauung, Atmung etc. verantwortlich, der Sympathikus-Nerv hier für „Flucht oder Angriff"-Situationen. Wird er angeregt, so verengen sich die Blutgefäße beispielsweise in der Nase, und das Blut fließt in Herz und Lunge. Durch das Zusammenziehen der Blutgefäße schwillt die Nasenschleimhaut ab, es wird weniger Schleim und Sekret gebildet, die Nasengänge werden wieder frei.

Die Anwendung von Nasentropfen, die den Sympathikus-Nerv anregen, ist aber nicht unproblematisch. Wesentlicher Nachteil ist ein Gewöhnungseffekt bei regelmäßiger Anwendung. Denn wenn der gefäßzusammenziehende Effekt der Nasentropfen nachlässt, kommt es als Gegenreaktion zu einer Mehrdurchblutung – und die Nase ist wieder verstopft. Eine erneute Anwendung von Nasentropfen ist erforderlich, und so kann es zu einem Teufelskreis kommen. Hinzu kommt, dass bei mehr als zweiwöchiger Anwendung durch die Minderversorgung mit Sauerstoff (der ja mit dem Blut transportiert wird) das Risiko einer Schleimhautschädigung im Nasenbereich wächst.

Sicherlich gibt jeder Hals-Nasen-Ohren-Arzt den Hinweis, die Nasentropfen nicht dauerhaft anzuwenden, auch gibt es entsprechende Angaben auf den Beipackzetteln der Produkte. Dennoch werden Nasentropfen in außerordentlich hohem Maße konsumiert.

Nach Angaben der Stiftung Warentest rangierten abschwellende Nasentropfen auf Platz 2, 8 und 13 der in Deutschland am häufigsten verkauften Arzneimittel – mit insgesamt über 35 Millionen verkauften Packungen!

i Abschwellende Nasentropfen auf chemisch-synthetischer Basis sollten nicht länger als eine Woche verwendet werden.

Sekretlösende Arzneimittel

Die sekretlösenden Arzneimittel (z.B. Mucosolvan®), die bei einer Nasennebenhöhlenentzündung eingesetzt werden, basieren in der Regel auf Arzneistoffen, die das Nasensekret verflüssigen, indem sie beispielsweise Schleimstoffe zerspalten. Die Präparate und Wirkstoffe haben, neben seltenen allergischen Reaktionen und Magen-Darm-Beschwerden, keine Nebenwirkungen.

Antibiotika

Schulmedizinisch wird bei der Ursache einer Erkrankung besonderes Gewicht auf die Erreger gelegt, also beispielsweise auf Viren, Bakterien, Pilze, Würmer oder Parasiten. Dieser Erreger wird dann gezielt mit entsprechenden Wirkstoffen angegriffen.
Antibiotika wirken maßgeblich gegen Bakterien, nicht aber gegen Viren. Gegen Viren ist die Schulmedizin derzeit weitgehend machtlos – abgesehen von einer Vielzahl von Impfungen gegen durch Viren verursachte Erkrankungen wie Pocken, Kinderlähmung etc. Dies liegt vor allem daran, dass Viren sich in die menschliche Zelle einschleusen und ihr eigenes Erbmaterial in das Erbmaterial des Menschen einbauen, so dass sie sich wie „Trittbrettfahrer“ im Rahmen der menschlichen Zellteilung vermehren. Es ist daher außerordentlich schwierig, den Virus und sein Erbmaterial zu vernichten, ohne die menschliche Zelle zu treffen. Durch Viren verursachte Erkrankungen wie beispielsweise Herpes, Gürtelrose, Warzen oder AIDS werden also eher symptomatisch behandelt.

Bakterien, Einzeller oder Amöben sind im Gegensatz zu Viren eigenständige Lebewesen und können gezielt (z.B. mit Antibiotika) angegangen werden.
Wie oben dargestellt wurde, entsteht die Nasennebenhöhlenentzündung häufig zunächst als virusbedingte Begleitung eines Schnupfens (Rhinitis), der dann eine bakterielle Infektion der Nasennebenhöhlen folgen kann. Tatsächlich werden 90% aller akuten Entzündungen des oberen Atemtraktes durch Viren verursacht. Ungeachtet dieser Ursache wurden früher standardmäßig Antibiotika bei einer Nasennebenhöhlenentzündung verordnet, um eine bereits bestehende bakterielle zusätzliche Infektion zu behandeln oder aber, um dieser vorzubeugen. Die Antibiotikagabe als vorbeugende Maßnahme resultiert aus der Überlegung, dass Infektionen im Kopfbereich auf das Gehirn, die Hirnnerven oder die Knochen und Knochenhäute übergreifen können.
Neuere Lehrbücher sehen die Anwendung einer Antibiotikatherapie differenzierter und empfehlen sie nur noch bei einer eitrigen Nasennebenhöhlenentzündung, bei starken Beschwerden, drohenden Komplikationen, Kindern, Patienten mit chronischen Atemwegserkrankungen, schweren Grundleiden usw. Hauptargument für diese eingeschränkte Empfehlung sind deutliche Nebenwirkungen der Antibiotika. Man will vermeiden, dass man unter Umständen mit „Kanonen auf Spatzen schießt“, insbesondere, wenn es sich um eine

beginnende oder leichte Nasennebenhöhlenentzündung handelt, bzw. wenn das Immunsystem des Patienten nicht durch Alter oder Grunderkrankungen geschwächt ist. Zu den häufigen Nebenwirkungen von Antibiotika gehören:

- ✓ Überempfindlichkeitsreaktionen
- ✓ Allergien
- ✓ Störungen im Verdauungstrakt und daraus resultierende Veränderung der Darmflora
- ✓ Zunehmende Resistenzentwicklung

Nebenwirkungen im Verdauungsbereich treten bei 15% der Patienten auf. Häufigste Nebenwirkungen einer Antibiotikatherapie sind (schwere) Durchfälle, die zwar meist nach Absetzen des Medikaments ohne weitere Folgen für den Patienten verschwinden, jedoch in 20% der Fälle zu einer Darmentzündung führen können. Zusätzlich wird die Abwehrleistung des Patienten durch eine Antibiotikagabe geschwächt, was sich wiederum in Abgeschlagenheit, Müdigkeit und Infektanfälligkeit zeigen kann. Es kann auch zu Rückfällen und erneuten Nasennebenhöhlenentzündungen kommen, die dann nur schwer zu therapieren sind. Wird auch diesmal mit Antibiotika behandelt, kann es zu einem Teufelskreis von Infektion und Abwehrschwäche kommen.

Verschiedene Arbeiten aus der Literatur (vgl. Literatur in Uwe Weber: *Naturheilkunde bei Sinusitis*, Essen 2002) befassen sich mit den Problemen der Antibiotikatherapie. Sie diskutieren, ob eine solche Therapie tatsächlich die Komplikationsrate senkt und weisen zudem darauf hin, dass Nasennebenhöhlenentzündungen häufig von alleine ausheilen. Eine aggressive Therapie – so wird argumentiert – muss daher in Frage gestellt werden.

Neben vielen offenen Fragen und unmittelbaren gesundheitlichen Problemen des Patienten ist die Entwicklung von Bakterienstämmen, die gegen Antibiotika resistent sind, ein wichtiges Thema. Dies bedeutet: Bei häufiger (oder unsachgemäßer) Einnahme von Antibiotika können bestimmte Bakterien Abwehrmechanismen gegen diese Arzneimittel und ihre Wirkstoffe bilden – die Antibiotika wirken nicht mehr. Wenn dann ernste, lebensbedrohliche bakterielle Entzündungen entstehen, kann diese Resistenzbildung fatale Folgen haben.
Bei beginnenden oder leichten akuten Nasennebenhöhlenentzündungen sollten Antibiotika also (unter ärztlicher Aufsicht) durch andere Maßnahmen ersetzt werden. Bei schweren oder gar eitrigen Nasennebenhöhlenentzündungen sind sie eine sinnvolle Therapiemaßnahme, die jedoch naturheilkundlich unterstützt werden kann.

**Für die Einnahme von Antibiotika gilt:
Ganz oder gar nicht!**

Wer sich, auch bei anderen Beschwerdebildern, dafür entscheidet, Antibiotika einzunehmen, muss die Einnahme bis zum „Ende der Packung" mit eiserner Disziplin durchziehen, selbst wenn die Beschwerden nach einigen Tagen nachlassen.
Besonders wichtig ist bei vielen Präparaten der regelmäßige Einnahmerhythmus. So wird z.B. empfohlen, das Antibiotikum alle acht Stunden einzunehmen. Dies hat zum Ziel, dass im Blut ein gleichbleibender Pegel des Antibiotikums vorliegt und sich nicht – wie bei langen Einnahmeabständen möglich – resistente Bakterienstämme im Organismus bilden. Als günstiger Rhythmus für die Einnahme haben sich die Einnahmezeitpunkte 7:00 Uhr – 15:00 Uhr – 23:00 Uhr bewährt.
Um Nebenwirkungen zu vermeiden, ist es sinnvoll, während und nach einer Antibiotika-einnahme die Darmflora durch Mikroorganismen wieder aufzubauen. Die einfachste Maßnahme ist hier, Natur-Joghurts (am besten aus dem Bioladen) zu essen, wobei auf das Verfallsdatum zu achten ist: Je frischer, desto besser. Bei stärkeren Beschwerden sollte ein Arzt mit der Zusatzbezeichnung „Naturheilverfahren" oder „Homöopathie" aufgesucht werden. Mit geeigneten Maßnahmen kann man die Darmflora systematisch wieder aufbauen.

Weitere konventionelle Behandlungsverfahren

Neben den genannten Arzneimitteln werden im Einzelfall auch schmerzlindernde und entzündungshemmende Substanzen (z.B. Ibuprofen oder Diclofenac) verordnet. Liegt eine allergische Nasennebenhöhlenentzündung vor, wird auf Arzneien, die eine antiallergische Wirkung haben (Antihistaminika, Cortison-Präparate) zurückgegriffen. Aus naturheilkundlicher Sicht wäre bei dieser Ursache auch daran zu denken, die allergische Bereitschaft durch eine gezielte Auseinandersetzung mit den Substanzen, welche die Allergie auslösen, zu stärken. Diesen Vorgang nennt man Hyposensibilisierung.

Im Einzelfall wird bei wiederkehrenden oder chronischen Nasennebenhöhlenentzündungen nach Abklärung der Ursachen auch operiert. Dazu kann eine unter sterilen Bedingungen (also im OP) durchgeführte Spülung insbesondere der Kieferhöhle gehören. Eine neuere Methode ist das Weiten der Öffnungen der Nasennebenhöhlen zu den Nasengängen mithilfe eines Endoskops. Dies entscheidet jedoch der Facharzt für Hals-Nasen-Ohren-Heilkunde.

Zusammengefasst lassen sich die wichtigsten Säulen der konventionellen Therapie und ihre Probleme wie in der folgenden Übersicht darstellen:

Ziel der Therapie	Mittel konventionell	Mögliche Probleme
Erreger vermindern/ abtöten	Bei Bakterien: Antibiotika	✓ Bei bakteriellen Infektionen plausibel, bei viraler Ursache nicht sinnvoll, zur Vorbeugung umstritten ✓ Nebenwirkungen ✓ Gefahr der Resistenzbildung
Schleim verflüssigen	Sekretlösende Wirkstoffe	Keine
Abschwellen der Schleimhäute	Nasentropfen, Nasenspray	✓ Bei längerer Anwendung Gewöhnungseffekt ✓ Schleimhautschädigung
Entzündung reduzieren	Antibiotika	✓ Nebenwirkungen ✓ Einsatz zur Entzündungsminderung nicht unbedingt zwingend

Der Tipp aus der Wissenschaft für die Praxis: Naturheilkunde und Homöopathie bei Nasennebenhöhlenentzündung

Ausgangssituation und Forschungsbedarf

Die Betrachtung der konventionellen Therapie zeigt: Die Antibiotikatherapie ist umstritten, sie kann Nebenwirkungen aufweisen und birgt die Gefahr der Bildung von resistenten Bakterienstämmen. Außerdem, so belegt die Literatur, ist eine antibiotische Therapie bei leichten Formen der Nasennebenhöhlenentzündung nicht unbedingt erforderlich.
Durch Gewöhnungseffekte und mögliche Schädigungen der Schleimhaut sind auch die üblicherweise eingesetzten abschwellenden Nasentropfen nicht unproblematisch. Dies wirft eine ganze Reihe von Fragen auf:

- ✓ Welche Alternativen gibt es zur konventionellen Behandlung der Nasennebenhöhlenentzündung?
- ✓ Welche naturheilkundlichen oder homöopathischen Möglichkeiten sind bislang erforscht?
- ✓ Lässt sich aus den bisherigen Studienergebnissen eine einfach anzuwendende naturheilkundliche/ homöopathische Therapie ableiten, die eine echte Alternative zur konventionellen Therapie bietet?

✓ Wie „schneidet“ diese naturheilkundliche Therapie im Vergleich zur konventionellen Behandlung ab?

Diese Fragen wurden von der Carstens-Stiftung aufgegriffen und im Rahmen einer von der Stiftung geförderten und betreuten Doktorarbeit wissenschaftlich untersucht.
In dieser Arbeit befasst sich Uwe Weber (Universität Tübingen) mit den naturheilkundlichen Behandlungsmöglichkeiten bei der akuten Nasennebenhöhlenentzündung. Er führte eine Studie durch, welche die bewährte Kombination eines pflanzlichen und eines homöopathischen Arzneimittels prüft. Die Arbeit von Weber wurde im stiftungseigenen Verlag, dem KVC Verlag, in der wissenschaftlichen Buchreihe „edition forschung“ veröffentlicht:

Uwe Weber: *Naturheilkunde bei Sinusitis?* Eine kontrollierte Beobachtungsstudie zum Vergleich von Naturheilkunde und konventioneller Therapie, Essen: KVC Verlag 2002, 16,30 €

Bisherige Forschungsergebnisse

Homöopathie

Seit den 80er Jahren des 20. Jahrhunderts gibt es eine Reihe von Untersuchungen zur Wirksamkeit homöo-

pathischer Arzneimittel bei der akuten Nasennebenhöhlenentzündung. Untersucht wurden dabei die Einzelmittel *Luffa operculata, Kalium bichromicum, Cinnabaris und Lobaria pulmonaria.*
Untersuchungen gibt es außerdem mit dem homöopathischen Komplexmittel Sinfrontal® und Euphorbium compositum S®, einem acht homöopathische Arzneimittel enthaltenden Nasenspray.
Bemerkenswert ist bei allen Untersuchungen die große Zahl der Verbesserungen oder Spontanheilungen. Im statistischen Vergleich mit Scheinmedikamenten (Placebos) konnte bei einzelnen Studien eine eindrucksvolle Überlegenheit der Homöopathie beobachtet werden.

Naturheilkunde

In der Pflanzenheilkunde gibt es positive Ergebnisse für den Einsatz des ätherischen Öls Myrtol (Gelomyrtol forte®) und dem pflanzlichen Kombinationspräparat Sinupret®. Sinupret® zeigte zudem im Vergleich zu den üblicherweise eingesetzten chemisch-synthetischen Wirkstoffen die niedrigste Nebenwirkungsrate.

Die Studie der Carstens-Stiftung

In der von der Carstens-Stiftung geförderten Studie von Uwe Weber wurde bei insgesamt 63 Patienten mit einer akuten Nasennebenhöhlenentzündung bzw. der akuten Verschlimmerung (Exazerbation) einer chronischen Nasennebenhöhlenentzündung eine naturheilkundliche (Gruppe 1) mit der konventionellen Therapie (Gruppe 2) verglichen (Abbildung 3).

Die Therapien

In der *konventionellen Therapie* erhielten die Patienten abschwellend wirkende Nasentropfen, Schleimlöser und Antibiotika, evtl. auch zusätzlich Schmerzmittel. Die Maßnahmen konnten – wie bei der naturheilkundlichen Therapie – durch Wärmeanwendungen (Rotlicht, Kurzwelle) oder Inhalationen ergänzt werden.

Die *naturheilkundliche Therapie* bestand aus der Kombination des pflanzlichen Kombinationsmittels Sinupret® und einem homöopathischen Einzelmittel (Cinnabaris). Cinnabaris, hergestellt aus Zinnober, ist ein homöopathisches Arzneimittel, das sich in der homöopathischen Therapie bewährt hat, jedoch bislang wenig erforscht war. Die Kombination der beiden Arzneimittel hatte sich in der Praxis als erfolgreich erwiesen. Beide Arzneimittel werden noch genauer beschrieben.

i Von homöopathischen Ärzten wird gerne zusätzlich ein individuell gewähltes Homöopathikum, beispielsweise Aconitum D30, zur Behandlung der akuten Entzündung gewählt.

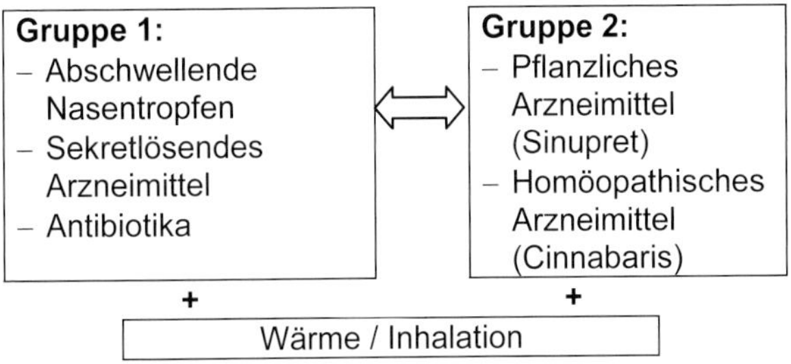

Abbildung 3: Vergleich der Studiengruppen

Die Ergebnisse der Studie

Im Ergebnis zeigte die Studie vielversprechende Hinweise darauf, dass die naturheilkundliche Behandlung eine sehr ernstzunehmende Alternative zu der konventionellen Behandlung darstellt. Weder im Hinblick auf die Wirksamkeit noch auf die Arzneimittelsicherheit, d.h. die Nebenwirkungen, zeigten sich statistisch auffällige Unterschiede.

Für die Patienten bedeutet dies: Sie haben eine gute Chance, dass die naturheilkundlich-homöopathische Therapie genauso gut hilft wie die konventionelle Therapie, und sie haben eine noch etwas höhere Chance, dabei keine Nebenwirkungen zu bekommen.

Pflanzenheilkunde und Homöopathie

Das pflanzliche Arzneimittel Sinupret®

Das pflanzliche Arzneimittel Sinupret® enthält eine Kombination aus pflanzlichen Extrakten von Schlüsselblumenblüten, Holunderblüten, Sauerampfer, Enzianwurzel und Eisenkraut. Darunter sind klassische Atemwegs- oder Erkältungspflanzen (Schlüsselblume, Holunderblüten) und auch traditionell bedeutsame Heilpflanzen, die gegenwärtig selten angewandt werden. Daher lohnt es sich, die einzelnen Heilpflanzen etwas genauer zu beleuchten. Sowohl für die flüssige Form als auch für die Dragees gibt es eine Zulassung nach dem Arzneimittelgesetz.

Die **Schlüsselblume** (Primel), auch als Himmelsschlüssel bezeichnet, ist nicht nur einer der ersten Frühjahrsblüher (daher der lateinische Name *primula veris* – die Erste des Frühlings), sondern auch eine bewährte auswurffördernde Heilpflanze. Obwohl in Sinupret® hauptsächlich die Blüten verwendet werden, lohnt ein Blick auf die ganze Pflanze. Alle Teile der Pflanze, vor allem die Wurzel, enthalten Seifenstoffe (Saponine). Seifenstoffe setzen die Oberflächenspannung herab und führen so zu der bekannten Schaumbildung. Bei Atemwegserkrankungen, insbesondere mit zähem Auswurf, führt dieser Effekt zu ei-

ner Schleimverflüssigung, so dass sich der Auswurf besser abhusten lässt.
Die Blüten der Schlüsselblume enthalten etwas weniger Seifenstoffe, daneben aber gelbe Farbstoffe (Flavonoide) und Verwandte der Salicylsäure. Die gelben Farbstoffe haben eine günstige Wirkung auf die Blutgefäße, Sylicylsäure (kommt z.B. in der Weidenrinde vor) und ihre Verwandten wirken entzündungshemmend und schmerzstillend. Außer den gelben Blütenblättern werden auch die grünen Kelchblätter genutzt, die wiederum besonders viele Seifenstoffe enthalten. So zeigt sich bei dieser Pflanze sehr anschaulich, wie wichtig die rechte Auswahl des verwendeten Pflanzenteils ist: Die Wurzel und die grünen Kelchblätter liefern besonders viele Seifenstoffe, die gelben Blütenblätter wirken entzündungs- und schmerzhemmend. In der richtigen Dosierung ergibt sich schließlich ein bewährtes und sanftes Atemwegsmittel, das auch für Kleinkinder geeignet ist.

Auch der **Holunder** ist als Erkältungspflanze bekannt. Seine Blüten werden üblicherweise als Tee eingesetzt, wirken auswurffördernd und mild schweißtreibend und helfen – insbesondere in Kombination mit Wärmeanwendungen wie einem heißen Bad –, die temperaturanfälligen Viren anzugreifen und die Erkältung „auszuschwitzen“. So sind auch bei der Nasennebenhöhlenentzündung Wärmeanwendungen außerordentlich sinnvoll.

Der gesamte Holunder regt, ob in Blüten, Früchten oder der früher auch verwendeten Rinde, den Säftehaushalt des Organismus kräftig an und leitet übermäßige Flüssigkeit aus – durch Schwitzen, Auswurf, Durchfall etc. Kein Wunder, dass er als die „Hausapotheke des Einödbauern" bezeichnet wurde.
Dabei muss man wissen, dass die Vorstellung, krankhafte Säfte aus dem Körper herauszubringen, in der traditionellen Medizin sehr wichtig war und dadurch Erbrechen, Nasenschleim, Hustenauswurf, Durchfall und Schwitzen traditionell als günstige Selbstreinigungsmaßnahmen des Organismus bewertet wurden.
Interessanterweise spiegelt sich die therapeutische Funktion des Holunders auch in seinem Anbau auf dem Hof. Nicht selten wurde er an Hausmauern gepflanzt, da er angeblich auch das Mauerwerk vor eindringender Feuchtigkeit zu schützen vermochte.

Die **Enzianwurzel** kennt man heutzutage vor allem als Bittermittel, das die Verdauung stärkt und die Magensaftbildung anregt. Etwas in Vergessenheit geraten ist jedoch, dass bittere Pflanzen seit jeher als Stärkungsmittel angesehen wurden: Über eine Anregung der Verdauung stimulieren sie den Gesamtorganismus und stärken die Abwehr- und Selbstheilungskräfte. Neben diesem allgemeinen Effekt konnte bei der Enzianwurzel beobachtet werden, dass nicht nur Speichel, Magensaft und Bauchspeichel vermehrt gebildet werden, sondern auch die Menge der Flüssigkeit in den Bronchien. Der Schleim wird also verflüssigt und kann besser von den Flimmerhärchen abtransportiert werden. Dass magensaftanregende Pflanzen die gesamte Produktion von Körperflüssigkeiten (Sekrete) steigern, kennen wir übrigens von scharfen Gewürzen: Wer ein Gericht mit Chili, Meerrettich, Ingwer isst, dem läuft schon bald die Nase!

Das **Ampferkraut**, d.h. die oberirdischen Teile vom Sauerampfer oder vom krausen Ampfer, ist in der heutigen Pflanzenheilkunde kaum bekannt. Früher stellte der Sauerampfer eine der ersten Frühlingspflanzen dar und diente – so wie die jungen Brennnesselpflanzen – als Vitamin C-Spender wie auch als fester Bestandteil der berühmten Grünen Frankfurter Soße. Das Kraut wird in der medizinischen Literatur als kühlend und fiebersenkend beschrieben. Mittlerweile weiß man, dass Ampferkraut entzündungsmindernd, verflüssigend und das Immunsystem anregend wirkt. Wenn auch aus dem derzeitigen Arzneimittelschatz – mit Ausnahme des besprochenen Präparates – weitgehend verschwunden, ist der krause Ampfer (*Rumex crispus*) in der Homöopathie ein bewährtes Mittel. Er wird insbesondere bei Husten und Erkältungskrankheiten mit trockenen Schleimhäuten eingesetzt und auch bei außergewöhnlicher Empfindlichkeit gegen Kälte.

Eisenkraut *(Verbena officinalis)* ist ebenfalls aus dem heutigen Arzneischatz verdrängt und wird sogar – wegen nicht ausreichend bewiesener Wirksamkeit – von der Arzneimittelkommission als nicht wirksam, aber ohne Risiken („Null-Monographie“) klassifiziert. Dennoch hat das Eisenkraut in der Medizingeschichte eine lange Tradition. Angeblich war es die berühmteste Pflanze der römischen Pflanzenwelt, das „geheiligte Kraut“ (herba sacra), von dem immer ein Strauß auf dem Altar des Zeus liegen sollte. Im alten Ägypten hieß es die „Träne der Iris“ und wurde interessanterweise insbesondere zur Behandlung von Wunden, die mit eisernen Waffen geschlagen wurden, geschätzt. Daneben hat sich Eisenkraut als Bitterpflanze zur allgemeinen Anregung bewährt, bei Krampfzuständen, Keuchhusten, Asthma und fieberhaften Zuständen. Es wirkt verflüssigend, gegen Viren und regt das Immunsystem an.

! Das arzneilich verwendete Eisenkraut ist nicht mit dem derzeit als Teedroge sehr beliebten wohlriechenden Eisenkraut (Verbena odorata) zu verwechseln.

Das homöopathische Arzneimittel Cinnabaris

Die Homöopathie

Die Grundregel der Homöopathie, die so genannte Ähnlichkeitsregel, wurde von dem Apotheker, Chemiker und Arzt Samuel Hahnemann formuliert. Sie lautet: „Similia similibus curentur – Ähnliches möge durch Ähnliches behandelt werden". Dies bedeutet, dass im Krankheitsfall Wirkstoffe und Arzneimittel eingesetzt werden, die beim Gesunden ähnliche Beschwerden

oder Auffälligkeiten hervorrufen. Ein einfaches Beispiele für diese Anweisung ist die Brennnessel. Sie wird homöopathisch zubereitet bei genau den Beschwerden verwendet, die sie selbst erzeugt: bei brennenden, juckenden Bläschen auf der Haut.

In der Homöopathie geht es nicht nur um körperliche Symptome, sondern auch um subjektive Empfindungen und z.B., unter welchen Bedingungen sich die Beschwerden bessern oder verschlechtern.

Um auf die Nasennebenhöhlenentzündung zurückzukommen: Natürlich gibt es in der Homöopathie mehrere Mittel, die bei unterschiedlichen Symptomen eingesetzt werden (s. Anhang). Dennoch weist das Mittel Cinnabaris in seinem Arzneimittelbild – das heißt, bei den Erscheinungen, die beim Gesunden auftreten würden, wenn er Cinnabaris einnimmt – Merkmale auf, die in aller Regel bei Nasennebenhöhlenentzündungen auftreten. Man spricht hier auch von einer „bewährten Indikation“, also einer in der Homöopathie insbesondere für akute Erkrankungen immer wieder bewährten Anwendung.

Neben der Ähnlichkeitsregel ist ein wesentliches Kennzeichen der Homöopathie das Verarbeitungsverfahren: Um Nebenwirkungen zu mindern und die Heilkraft zu steigern, entwickelte Samuel Hahnemann in hohem Alter eine eigene Verarbeitungsform: die sogenannte Dynamisierung oder Potenzierung. Dafür wird der eigentliche Arzneistoff mit einem Trägermittel (Milchzucker, Rohrzucker, Alkohol, Wasser) stufenweise verarbeitet, wobei jede Stufe nach einem bestimmten Schema rhythmisch verschüttelt oder verrieben wird, bevor sie weiter verarbeitet wird.

Die Potenzen der D-Reihe (Dezimalpotenzen) werden in Zehnerschritten, die Potenzen der C-Reihe (Centesimalpotenzen) in Hunderterschritten verarbeitet. Das Arzneimittel Cinnabaris D12 wird also in 12 Stufen potenziert, wobei jeweils 1 Teil des Arzneimittels mit 9 Teilen des Lösungsmittels verarbeitet werden.

Darreichungsformen

Homöopathische Arzneimittel werden als Tropfen, Verreibungen, Tabletten, Streukügelchen und Injektionslösung angeboten. Für die Selbstbehandlung eignen sich Tropfen, Tabletten und Streukügelchen (Globuli), letztere insbesondere in der Kinderheilkunde.

Darreichungsform	**Fachbezeichnung**	**Abkürzung**
Tropfen, Flüssigkeit	Dilutio	Dil.
Tablette	Tabuletta	Tabl.
Streukügelchen	Globuli	Glob.

Die Arzneimittel werden in Einzelgaben verabreicht, je nach Darreichungsform in folgenden Mengen:

Darreichungsform	**Menge**
Dil.	5 Tropfen
Tabl.	1 Tablette
Glob.	5 Streukügelchen

Achtung: (Klein)Kinder vor dem Schuleintritt erhalten als eine Gabe drei Tropfen (ggf. auf Wasser) bzw. drei Streukügelchen.

Matthias Wischner: *Was ist Homöopathie?*
Fragen und Antworten zur Einführung
KVC Verlag Essen 2003, 71 Seiten, 5,- €

Christian Lucae: *Grundbegriffe der Homöopathie* – Ein Wegweiser für Einsteiger
KVC Verlag Essen 2004, (2. Auflage),
68 Seiten, 6,50 €

Allgemeine Hinweise zur Einnahme von Homöopathika

- ✓ Es wird empfohlen, die Medikamente von einem Plastik- oder Porzellanlöffel einzunehmen.
- ✓ Da die Wirkstoffe der Arzneien über die Mundschleimhaut aufgenommen werden, sollte man sie möglichst lange im Mund behalten und nicht gleich herunterschlucken. Alkoholhaltige Tropfen können mit etwas Wasser vermischt eingenommen werden.
- ✓ Nehmen Sie eine viertel Stunde vor und nach der Arzneimitteleinnahme nichts in den Mund.
- ✓ Bewahren Sie die Arzneimittel vor Licht und Hitze geschützt auf.
- ✓ Man vermutet, dass bestimmte Stoffe die Wirkung der homöopathischen Arzneien beeinträchtigen oder verhindern können. Daher wird empfohlen, auf koffeinhaltige Getränke (z.B. Kaffee, Coca-Cola), Pfefferminz- und Kamillentee zu verzichten. Ebenso sollte man Präparate, die Kampfer, Menthol oder andere stark ätherische Öle enthalten (z.B. Erkältungsbäder, Hustenbalsam, Kaugummis, mentholhaltige Zahnpasta) vermeiden.
- ✓ Sie können alle Mittel, die Ihnen in anderem Zusammenhang zur Einnahme verschrieben sind, weiter einnehmen, ihre Wirkung wird durch die Homöopathika nicht beeinträchtigt.

Das Arzneimittelbild von Cinnabaris

Das Arzneimittel Cinnabaris (*Mercurius sulphuratus ruber, Hydragyrum sulfuratum rubrum*) wird aus Zinnober hergestellt, einem roten Mineral – man kennt das Pigment Zinnoberrot –, dessen Namen sich vom griechischen „kinnabari" („Drachenblut") ableitet, angeblich der Bezeichnung für das rote Harz des Drachenblutbaumes. Das Mineral Zinnober ist ein Erz, eine Schwefelverbindung mit hohem Quecksilberanteil. Es ist allerdings relativ ungiftig, da es wasserlöslich ist. Dennoch lassen die Anwendungsgebiete des Mittels darauf schließen, dass Zinnober, im Pigmentstaub eingeatmet, zu Reizungen und Entzündungen der oberen Atemwege führen kann. Gleichzeitig wurde Zinnober früher interessanterweise vielfältig auch als Heilmittel eingesetzt, vor allem gegen chronische Infekte. So war es beispielsweise fester Bestandteil der Reiseapotheke der Familie Mozart.

Cinnabaris zählt in der Homöopathie zu den so genannten „kleinen" Mitteln, die bei ganz bestimmten Beschwerden eingesetzt werden. Leitsymptome, d.h. besonders charakteristische Symptome für dieses Mittel sind:

- ✓ Schmerz: Druck an der Nasenwurzel, wie von einer schweren Brille; Stirnkopfschmerz, der in die Knochen auf beiden Seiten zieht; schießende Schmerzen vom inneren Augenwinkel durch die Knochen der Augenhöhle nach außen

- ✓ Fädiger Schleim im Hals
- ✓ Mundtrockenheit
- ✓ Knochenschmerzen bei sinkendem Luftdruck
- ✓ Verschlimmerung der Beschwerden beim Liegen auf der rechten Seite

Die Auflistung zeigt, dass die für das Mittel kennzeichnenden Symptome sich deutlich mit den Beschwerden einer Stirnhöhlenentzündung (Stirnkopfschmerz) oder einer Entzündung der anderen Kopfhöhlen decken. Der Patient spürt förmlich, dass das Sekret festsitzt und nicht abfließt. Daher eignet sich das Mittel besonders zur Anregung des Sekretflusses bei Nasennebenhöhlenentzündungen, die mit zähem Schleim einhergehen. Wegen der roten Farbe von Zinnober wird bei dem Mittel auch von „innerlichem Rotlicht“ gesprochen, welches überschüssige Flüssigkeit abbaut, Wärme und Licht zuführt.
Die wichtigsten Säulen der geprüften naturheilkundlichen Therapie lassen sich so zusammenfassen:

Ziel der Therapie	**Mittel naturheilkundlich/ homöopathisch**
Erreger vermindern/abtöten	antiviral: Ampfer, Eisenkraut (Sinupret)
Schleim verflüssigen	Primelblüten, Enzianwurzel, Holunderblüten, Cinnabaris
Abschwellen der Schleimhäute	Cinnabaris
Entzündung reduzieren	Eisenkraut

Die Probleme einer ausschließlich naturheilkundlichen Therapie bestehen vor allem darin, dass

- ✓ der Schweregrad der Nasennebenhöhlenentzündung unterschätzt wird
- ✓ die Selbstheilungskräfte des Patienten zu schwach sind
- ✓ die erforderliche regelmäßige Einnahme von Seiten des Patienten nicht eingehalten wird
- ✓ die Grenzen der Selbsthilfemaßnahmen von Seiten des Patienten überschätzt werden
- ✓ bei überzeugten Vertretern von Naturheilkunde und Homöopathie die Grenzen der Maßnahme nicht erkannt, bzw. die Gesamtverfassung des Patienten nicht berücksichtigt werden und somit ein möglicherweise erforderlich werdender Einsatz von Antibiotika nicht zum rechten Zeitpunkt durchgeführt wird. Dies kann die Entwicklung von Komplikationen begünstigen.

i

Nehmen Sie Sinupret® 3x2 Drg. in Kombination mit Cinnabaris D12 (3x1 Tbl.) ein.
Beachten Sie bitte die Gegenanzeigen des pflanzlichen Arzneimittels und die Hinweise zur Einnahme homöopathischer Arzneimittel .
Besprechen Sie die Anwendung mit Ihrem behandelnden Hausarzt oder Facharzt für HNO-Erkrankungen.

Was man noch tun kann

Heilpflanzen mit Senfölen und Scharfstoffen

Senföldrogen gehören zu den Scharfstoffdrogen, zu denen daneben auch Pflanzen wie Ingwer, Pfeffer, Cayenne-Pfeffer und Paprika zählen. Senföle, in schwarzem und weißem Senf enthalten, in Kapuzinerkresse, Gartenkresse, Meerrettich, Brunnenkresse, Löffelkraut, Garten-Rettich und Radieschen, sind entweder stechend riechende, wasserdampfflüchtige Verbindungen oder nicht-flüchtige geruchlose Substanzen von scharfem Geschmack. Senföle wirken als „natürliche Antibiotika" gegen Bakterien und werden gerne bei Infektionen eingesetzt.
In der Volksmedizin gibt es zahllose Anwendungen gerade mit der Küchenzwiebel, dem Knoblauch oder auch dem Meerrettich, insbesondere bei Erkrankungen der Atemwege, bei Husten und Schnupfen.

Bei Nasennebenhöhlenentzündung wird eine Meerrettich-Auflage, d.h. etwas in Mull oder Stoff eingewickelter, geriebener Meerrettich, unmittelbar auf den betroffenen Kopfhöhlen empfohlen. Diese Maßnahme ist aber sehr stark, brennt auf der Haut und reizt die Augen.

Das Arzneimittel Angocin Anti-Infekt enthält einen Extrakt aus Kapuzinerkresse und Meerrettichwurzel.

Daneben gibt es eine Reihe von Anwendungen, die interessanterweise nicht direkt am Kopf ansetzen, sondern an den Füßen – offenbar haben die Füße einen besonderen Bezug zu den oberen Atemwegen (daher die Empfehlung für das „ansteigende Fußbad" weiter unten). So werden Fußbäder mit Senfmehl oder Senfmehlauflagen auf den Fußsohlen empfohlen, zur milderen Wirkung auch die Auflage von Zwiebelscheiben unter den Fußsohlen. Diese Anwendungen sollen verdeutlichen, wie verbreitet der Einsatz von Scharfstoffdrogen in der Volksmedizin ist.

Greifen Sie in verschnupften Zeiten zu Meerrettich, Zwiebel und Knoblauch in Ihrer Ernährung, am besten roh. Köstlich schmeckt ein Knäcke- oder Vollkornbrot mit Meerrettich statt Butter, etwas Käse, ein paar Radieschen oder Frühlingszwiebeln. Oder Sie gehen in diesen Tagen chinesisch, thailändisch oder indisch essen. Chili und Bockshornklee wirken zwar von ihren Inhaltsstoffen etwas anders, aber die Nase läuft trotzdem, wenn man sich ein scharf gewürztes Curry einverleibt – nicht umsonst heißt „hot" im Englischen „heiß" und „scharf" zugleich.
Legen Sie bei Schnupfen und Nasennebenhöhlenentzündung eine aufgeschnittene Zwiebel neben Ihr Bett.

Machen Sie sich einen Ingwertrank: Schälen Sie dafür ein etwa daumengroßes Stück frischer Ingwerwurzel und raspeln Sie es auf einer feinen Reibe. Geben Sie die Wurzelstückchen in eine Kanne, übergießen Sie sie mit einem Liter kochendem Wasser. Lassen Sie diese Mischung zugedeckt ca. 10 Minuten ziehen und seihen Sie sie dann ab. Süßen Sie nun mit Honig nach Geschmack.
Bei einen nicht so streng schmeckenden und daher für Kinder besser geeigneten Variante dieses Rezeptes wird eine Ingwerwurzel in kleine Stückchen geschnitten, nicht aber gerieben. Mit 1 Liter kochendem Wasser übergießen, etwas abkühlen lassen, den Saft von zwei Zitronen zufügen und mit Honig süßen.

Ätherische Öle

Ätherische Öle werden von den fetten Ölen, beispielsweise von Sonnenblumenöl oder Olivenöl, abgegrenzt. Es handelt sich um leicht flüchtige Substanzen, die für den charakteristischen Geruch und Geschmack vieler Pflanzen verantwortlich sind. Das Besondere an ätherischen Ölen sind ihre Lösungseigenschaften: Sie sind fettlöslich und können so den gesamten Körper durchdringen – weshalb ätherische Öle gerne für Einreibungen genutzt werden. Sie sind wasserdampflöslich, weshalb sie sich gut für Inhalationen anbieten. Und sie sind *nicht* wasserlöslich –

müssen also als Badezusätze mit etwas Sahne oder Honig als Emulgator vermischt werden, um sich im Badewasser aufzulösen.

i Ätherische Öle sind hochkonzentrierte Substanzen. Bei falscher oder übertriebener Anwendung kann es zu starken Nebenwirkungen kommen.

Grundsätzlich gibt es eine Reihe von ätherischen Ölen, die sich bei Erkrankungen der oberen Atemwege bewährt haben. Dazu gehören vor allem Pfefferminz- und Minzöl, Eukalyptusöl, Nadelöle (Fichtennadeln, Kiefernnadeln, Terpentin) und Kampfer.

! Für Säuglinge und Kleinkinder sind menthol- und campherhaltige Öle grundsätzlich verboten, da es – insbesondere beim Auftragen im Nasenbereich – zu Beschwerden der Atemwege bis hin zum Atemstillstand kommen kann!

Ätherische Öle, insbesondere Menthol und Campher, sollten auch bei einer homöopathischen Behandlung vermieden werden, damit sie die Wirkung des Homöopathikums nicht beeinträchtigen.
Denkbar wäre aber die begleitende Anwendung von (mentholfreiem) Eukalyptusöl.

Bei der Anwendung von reinem Eukalyptusöl reicht es aus, 2–3 Tropfen auf ein Taschentuch zu tropfen und von Zeit zu Zeit daran zu riechen.

Eukalyptusöl wird hergestellt aus den frischen Blättern oder Zweigspitzen verschiedener Eukalyptusarten, es enthält als Wirkstoff mindestens 70% Cineol (Eucalyptol) und wirkt auswurffördernd, schwach krampflösend, entzündungsmindernd und kühlend. Vor allem fördert es den Abtransport des Sekrets auf der Schleimhaut in den Atemwegen. Eukalyptusöl wird äußerlich vor allem bei Erkältungskrankheiten und rheumatischen Beschwerden eingesetzt.

Obwohl Eukalyptusöl für Kinder verträglicher ist als menthol- und campherhaltige ätherische Öle, ist von einem direkten Auftragen des reinen Öls auf die Haut, insbesondere im Nasenbereich, dringend abzuraten. Viele Erkältungsbalsame für Kinder kombinieren das Eukalyptusöl mit einem Nadelöl, beispielsweise aus den Kiefernnadeln.

Nasenspülung

Die bisherigen Ausführungen zeigten deutlich: Die Nasenwege müssen frei sein, damit das Sekret aus den Nasennebenhöhlen abfließen kann. Wenn es zu einem zähflüssigen Schleim kommt, muss dieser verflüssigt werden.

Neben der inneren Einnahme ist die Pflege der Nasenschleimhaut bei Schnupfen und Nasennebenhöhlenentzündung sinnvoll. Das Spülen mit Salzwasser ist hier sicherlich die günstigste Maßnahme (s. auch weiter oben unter dem Stichwort „vorbeugende Maßnahmen).

Zur Erinnerung: Etwa 1 leicht gehäufter Teelöffel Salz in ½ Liter warmem Wasser verrühren, ein Nasenloch mit dem Daumen der gleichen Hand zuhalten und mit dem anderen Nasenloch das Salzwasser aus der leicht gekrümmt Hand „hochschnupfen".

Dann die Seite wechseln. Noch günstiger sind im Handel erhältlich Nasenduschen (Apotheke) in Kombination mit Emser Salz (Portionspäckchen).

Einziger Nachteil der Maßnahme ist, dass das in den Kopfhöhlen befindliche Restwasser aus den Nasenlöchern „nachträufeln" kann, wenn man den Kopf vorbeugt – was gerade im beruflichen Alltag störend sein kann.

Nasentropfen, Nasensprays und Nasenöle

Einen ähnlichen Effekt wie die Nasenspülungen haben Nasensprays auf Meersalzbasis (Apotheke), mit denen die Schleimhaut zumindest befeuchtet werden kann. Sie haben keinen Gewöhnungseffekt und sind daher im Rahmen des vorgeschlagenen Therapiekonzeptes durchaus empfehlenswert.

Eigene, damit auch billigere, Salz-Nasentropfen kann man herstellen, indem man 1/3 Teelöffel Meersalz in 1/4 Liter abgekochtem Wasser auflöst. Entsprechende Menge in mit heißem Wasser ausgespülte Pipettenflasche füllen. Salzlösung alle zwei Tage erneuern. Für kleine Kinder und Säuglinge ist es günstiger, sich in der Apotheke eine Flasche physiologische Kochsalzlösung zu besorgen (hier stimmt das Mischungsverhältnis von Salz und Wasser exakt) und aus dieser verschlossenen Flasche durch den Gummideckel mit einer Spritze und Kanüle die erforderlichen Mengen Kochsalzlösung zu entnehmen. Mehrmals täglich 3–5 Tropfen in jedes Nasenloch einträufeln.

Zudem sei auf verschiedene Nasenbalsame und -öle hingewiesen, die es auch auf pflanzlicher Basis ohne chemisch-synthetische Zusätze gibt. Empfehlenswerte Produkte werden von den Firmen Wala (Nasenbal-

sam, Nasenbalsam für Kinder) und Weleda (Nasenöl, Schnupfencreme) hergestellt.
Das homöopathische Nasenspray Euphorbium wurde bereits bei der Beschreibung bislang durchgeführter Studien genannt. Verbesserungen unter der Anwendung zeigten sich insbesondere im Hinblick auf die Atembehinderung, Kopfschmerzen und das Druckgefühl im Kopf auf. Euphorbium stammt von einem so genannten Wolfsmilchgewächs, dessen Saft (benutzt man ihn unverdünnt) heftige und brennende Haut- und Schleimhautentzündungen verursacht.

Wärme

Wärmeanwendungen bewirken, dass sich die Blutgefäße im betroffenen Bereich erweitern – man sieht dies an der deutlichen Rötung der Haut. Durch die erweiterten Gefäße und die Mehrdurchblutung kommt es zu einer besseren Versorgung des Gewebes und zu einem besseren Abtransport von Ausscheidungsprodukten über den Blutweg. Zudem sind Krankheitserreger – beispielsweise Viren – wärmeempfindlich. Ihr Wachstum kann durch Wärmeanwendungen eingedämmt werden.
Heutzutage wird eine Nasennebenhöhlenentzündung gerne mit einer Rotlichtlampe behandelt, da es sich

hierbei um eine besonders unkomplizierte und wenig aufwendige Anwendung handelt.

Dampfinhalation

Bei Erkältungen und Schnupfen ist eine Dampfinhalation sehr sinnvoll, da die Schleimhäute durch den warmen Wasserdampf befeuchtet werden und gleichzeitig (wasserlösliche) Wirkstoffe an die Nasenschleimhäute gelangen. Üblich ist hier der Einsatz von Salz oder Kamillenblüten. Die Kamillenblüten enthalten sich in der Wirkung gegenseitig unterstützende Inhaltsstoffe, die entzündungsmindernd, schleimlösend und antibakteriell wirken.

Für die Inhalation werden traditionell eine Handvoll Kamillenblüten (Apothekenqualität!) mit ca. 3 Liter kochendem Wasser in einer großen Schüssel oder einem Kochtopf übergossen, dann der Kopf über der Schüssel mit einem Badehandtuch großzügig abgedeckt und10–15 Minuten inhaliert.

Mittlerweile weiß man, dass einige Inhaltsstoffe der Kamille nicht wasserlöslich sind und es, um die gesamte Wirkstoffpalette zu nutzen, günstiger ist, mit Kamillen-Konzentrat (Apotheke) zu inhalieren.

Zusätzlich kann ein Teelöffel Meersalz beigefügt werden. Das Salz wirkt durchblutungsfördernd und desinfizierend.
Kritiker der Anwendung von feuchter Wärme – beispielsweise auch von Kopfdampfbädern – bei Nasennebenhöhlenentzündungen weisen darauf hin, dass durch die feuchte Wärme die Schleimhäute zusätzlich anschwellen und dies die Ausgänge der Nasennebenhöhlen blockiert. Daher empfehlen sie, Kopfdampfbäder erst dann einzusetzen, wenn die Zugänge der Nasennebenhöhlen nicht mehr komplett verschlossen sind.

Hohe Trinkmenge

Die einfachste Möglichkeit, um Schleim zu verflüssigen, ist eine hohe Trinkmenge (2–3 Liter am Tag). Tritt die Nasennebenhöhlenentzündung im Rahmen einer Erkältung oder bei einem Schnupfen auf, ist an Erkältungstees wie Holunderblütentee und Lindenblütentee zu denken, die man gut zu gleichen Teilen mischen kann. Beide Tees wirken leicht schleimverflüssigend und schweißtreibend. Daneben ist es eine sinnvolle Maßnahme der Volksmedizin, rote Fruchtsäfte mit warmem Wasser zu verdünnen, beispielsweise Kirsch-, Johannisbeer- oder Holunderbeerensaft. Diese Säfte enthalten Farbstoffe, die die Sauerstoffversorgung des Blutes unterstützen. Schwarzer Johannisbeersaft enthält darüber hinaus reichlich Vitamin C.

Eine sinnvolle Vitamin C-Zufuhr aus der Volksheilkunde ist die warme – nicht heiße! – Zitrone mit Honig. Dafür wird eine halbe Zitrone ausgepresst und der Saft mit ca. 100 ml warmem Wasser verdünnt, zusätzlich mit einem Teelöffel Honig gesüßt. Der Honig dient hier als Energiespender, er enthält zusätzlich Inhaltsstoffe, die eine leicht entzündungshemmende Wirkung haben.

Fußbäder

Zu Beginn einer Erkältung, aber auch, wenn die Nasennebenhöhlen bereits betroffen sind, können Fußbäder helfen.

Für ein Fußbad in einem großen Gefäß (Plastikwanne, sauberer Plastikmülleimer, Abbildung 4) angenehm temperiertes Wasser, das bis zu den Knöcheln steht, innerhalb von 10–20 Minuten allmählich erwärmen, bis ca. 40° C.
Bad nach 10–15 Minuten oder, wenn Schweiß ausbricht, beenden.

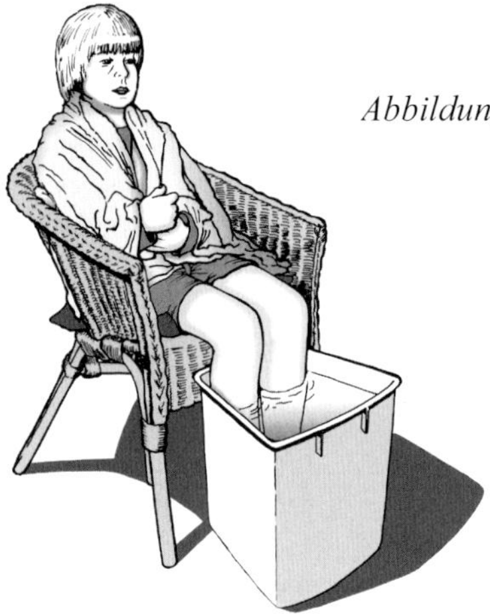

Abbildung 4: Fußbad

Alltagstipps

Auch zwei ganz alltägliche Tipps sollen in dieser Auflistung nicht fehlen: Zum einen wird empfohlen, beim Nase-Schnäuzen stets ein Nasenloch zuzuhalten und durch das andere Nasenloch zu schnäuzen, wie auch, das Nasensekret nicht „hochzuziehen“. Beide Maßnahmen sollen verhindern, dass Schleim aus der Nase durch einen Unterdruck in die Nasennebenhöhlen gelangt. Zum zweiten ist eine durchaus plausible Maßnahme, während einer Entzündung der oberen Atemwege das Kopfende vom Bett ein wenig höher zu lagern, damit die Schwerkraft nicht dem Abtransport von Nasensekret im Wege steht.

Ruhe und Auszeit

Zu guter Letzt sei auf die Vermutung eingegangen, dass die Nasennebenhöhlenentzündung auch ein wenig seelisch motiviert sein könnte. Vielleicht ist gerade alles zu viel, die Abwehr liegt am Boden, Überforderung, Überdruss und das Bedürfnis danach, sich einige Tage von den alltäglichen Anforderungen zurückzuziehen, herrschen vor. All dies wäre keine Schande, sondern ein ernstzunehmender Hinweis des Körpers, sich ein wenig Schonung zu gönnen. Das heißt: Selbst, wenn auch mit dröhnendem Kopf die wichtigsten Aufgaben zu erledigen wären – gönnen Sie sich eine Pause und tanken Sie ganz bewusst auf.

Erweitertes naturheilkundliches Therapiekonzept bei der akuten Nasennebenhöhlenentzündung

Ziel der Therapie	Mittel konventionell	Mittel naturheilkundlich / homöopathisch + Selbsthilfe
Entzündung reduzieren	Antibiotika	– Schlüsselblumenblüten – Ampferkraut – Inhalation mit Kamillenblüten – Spülen mit Salzwasser
Erreger vermindern/abtöten	Bei Bakterien: Antibiotika	– Schlüsselblumenblüten – Eisenkraut – Meerrettich, Zwiebel
Schleim verflüssigen	Sekretlösende Wirkstoffe	– Schlüsselblumenblüten – Holunderblüten – Enzianwurzel – Ampferkraut – Eisenkraut – Homöopathisches Arzneimittel (Cinnabaris) – Scharfes Essen – Ansteigendes Fußbad
Nasengänge abschwellen	Nasentropfen, -spray	– Rotlicht – Eukalyptusöl
Schmerzen lindern	Schmerzmittel	– Homöopathisches Arzneimittel (Cinnabaris)
Abwehr stärken		– Enzianwurzel – Ampferkraut – Eisenkraut – Abhärtungsmaßnahmen – Ölkauen

Ziel der Therapie	Mittel konventionell	Mittel naturheilkundlich / homöopathisch + Selbsthilfe
Schleimhäute befeuchten		– Hohe Trinkmenge – Raumluft befeuchten – Nasenspray auf Meersalzbasis – Nasensalbe, Nasenöl
Belastungen reduzieren		– Rauchen einstellen! – Raumluft befeuchten – Auszeit gönnen!

✓ Im Sinne einer auf den Einzelfall optimal zugeschnittenen Kombination aus Naturheilkunde / Homöopathie und konventioneller Therapie lassen sich die einzelnen Bestandteile der Therapie wie in einem Baukastensystem verbinden.

✓ Die Empfehlungen zum Lebensstil und die Abhärtungsmaßnahmen dienen vor allem zur Vorbeugung von Erkältungen wie auch zur Stabilisierung der Schleimhäute nach einer durchgemachten Nasennebenhöhlenentzündung.

✓ Wenn es zu einer Erkältung kommt, ist nun der richtige Zeitpunkt, aktiv die Pflege der Nasenschleimhäute durchzuführen und den Sekretabbau in der Nase oder die Bekämpfung des viralen Infektes zu fördern. Hier bieten sich Maßnahmen wie Kopfdampfbäder, Rotlicht, viel trinken, Tees, Nasenspülungen, Schonung etc. an.

- ✓ Kommt es zu einer Mitbeteiligung der Nasennebenhöhlen, ist die Behandlung mit der beschriebenen naturheilkundlich-homöopathischen Therapie sinnvoll. Dabei sollte auf einen frühzeitigen Beginn geachtet werden, damit sich in den Nasennebenhöhlen nicht übermäßige Bakterien entwickeln.
- ✓ Günstig wäre es, auch bei leichteren Beschwerden Kontakt zu einem naturheilkundlich oder homöopathisch behandelnden Arzt aufzunehmen – unbedingt erforderlich wird dies bei den beschriebenen Symptomen wie Abgeschlagenheit, Fieber und anhaltendem Kopfschmerz.
- ✓ Sollte von ärztlicher Seite eine Antibiotikagabe angeraten, bzw. verordnet werden, so muss diese „durchgezogen" werden, wobei sich gerade die vorgestellten Allgemeinmaßnahmen zur unterstützenden Behandlung anbieten.
- ✓ Nach der Antibiotikabehandlung sollte ganz bewusst eine Abhärtung der Nasenschleimhäute und ein Aufbau der Darmflora, bei stärkeren Beschwerden in Absprache mit einem naturheilkundlich oder homöopathisch behandelnden werden.

Buchempfehlungen

Annette Kerckhoff: Sonnenblumenöl – Anwendung in der Volksmedizin (Patientenratgeber Nr. 14 Natur und Medizin)
Annette Kerckhoff: Bewährte Hausmittel (Patientenratgeber Nr. 26 Natur und Medizin)

Literatur zu den wissenschaftlichen Studien

Adler M. (1999): Efficacy and safety of a fixed-combination homeopathic therapy for sinusitis. Adv Ther. 1999 Mar-Apr;16(2):103–11
Ernst, E., Sieder, Ch., März, R. (1995): Adverse drug reaction to herbal and synthetic expectorants; Int. J. of Risk and Safety in Medicine, 7: 219–225
Federspil, R., Wulkow, R., Zimmermann, Th. (1997): Wirkung von Myrtol standardisiert bei der Therapie der akuten Sinusitis – Ergebnisse einer doppelblinden, randomisierten Multicenterstudie gegen Placebo; Laryngo-Rhino-Otol., 76: 23–27
Heidbreder, D., Gerster, G., Gracza, E. (1986): Nutzen sekretolytischer Therapie bei akuter und chronischer Sinusitis; Therapiewoche, 36: 3537–3540
Neubauer, N., März, R.W. (1994): Placebo-controlled, randomized double blind clinical trial with

Sinupret sugar coated tablets on the basis of a therapy with antibiotics an decongestant nasal drops in acute sinusitis; Phytomedicine, 1: 177–181
Weber, Uwe: Naturheilkunde bei Sinusitis? Eine kontrollierte Beobachtungsstudie zum Vergleich von Naturheilkunde und konventioneller Therapie, Essen: KVC Verlag 2002
Weiser, M., Clasen, B.P.E. (1994): Randomisierte placebokontrollierte Doppelblindstudie zur Untersuchung der klinischen Wirksamkeit der homöopathischen Euphorbium compositum Nasentropfen S bei chronischer Sinusitis; Forsch. Komplementärmed., 1: 251–259
Wiesenauer, M., Gaus, W., Bohnacker, U., Häussler, S. (1989): Wirksamkeitsprüfung von homöopathischen Kombinationspräparaten bei Sinusitis; Arzneim.-Forsch./Drug Res., 39: 620–625

Die Autorin

Annette Kerckhoff, Heilpraktikerin mit EU-Zertifikat für integrative Gesundheitsförderung, ist seit 1989 als Fachjournalistin für Komplementärmedizin tätig. Sie hat zahlreiche Ratgeber und Patienteninformationen geschrieben.

Übersicht: Homöopathie bei Beschwerden von Nase und Nasennebenhöhlen

Mittel	Camphora	Allium cepa	Euphrasia officinalis	Sticta
Beschwerden	Schnupfen	Schnupfen	Schnupfen	Schnupfen
Zusammenhang mit / Ursache	Beginnende Erkältung			
Sonstige Beschwerden u. Auffälligkeiten	Kältegefühl, Frösteln	– Scharfes, brennendes Nasensekret – Mildes Tränensekret	– Brennendes Augensekret – Rote, geschwollene Lidränder – Ständiges Tränen – Große Lichtempfindlichkeit – Mildes, anfangs wässriges, dann schleimiges Nasensekret	– Absteigender Infekt – Wässriges oder dick-gelbes Nasensekret – „Verstopfte“ Nase – Borkenbildung
Verbesserung		Im Freien		
Verschlechterung		Morgens		
Dosierung	D3, anfangs bis stündlich 1 Gabe (Einnahmedauer 1–2 Tage)	D6, anfangs bis stündlich 1 Gabe, danach auf 3–4x tgl. 1 Gabe reduzieren	D4, anfangs bis stündlich 1 Gabe, danach auf 3–4x tgl. 1 Gabe reduzieren	D6, 3–4x tgl. 1 Gabe
Hinweis	Nicht bei Kindern anwenden!			

Mittel	Luffa operculata	Kalium bichromicum	Cinnabaris
Beschwerden	Schnupfen mit Neigung zu Nasennebenhöhlenentzündung	Nasennebenhöhlenentzündung	Nasennebenhöhlen-entzündung
Sonstige Beschwerden u. Auffälligkeiten	– Reduziertes Allgemeinbefinden – Evtl. erhöhte Temperatur – „Verstopfte“ Nase, zähes Nasensekret – Trockene Schleimhäute – Kopfschmerzen – Oder: freie Nase mit reichlich gelblich-weißlichem Sekret-abgang	– Schnupfen mit grün-gelblichen, zähen Absonderungen und blu-tigen Krusten – Mitbeteiligung der Nasen-nebenhöhlen – Zähes, fadenziehendes, gelb-grünliches, übelriechendes Sekret – Gefühl v. Schleimfaden in Hals – Ständiger Kitzelhusten	– Spürbarer Druck über Nasenwurzel (Stirnkopfschmerz) – Festsitzendes, zähschleimiges Sekret
Verbesserung		Wärme	
Verschlechte-rung		Kälte	
Dosierung	Achtung: D6 bei verstopfter Nase, D12 bei bereits freier Nasenat-mung, 3–4x tgl. 1 Gabe	D6, 3–4x tgl. 1 Gabe	D12, 3–4x tgl. 1 Gabe

! Dosierung bei Besserung reduzieren!

Die Buchreihe *Was tun bei ...* im KVC Verlag

A. Kerckhoff, S. Kruse (2004)
Was tun bei Mittelohrentzündung

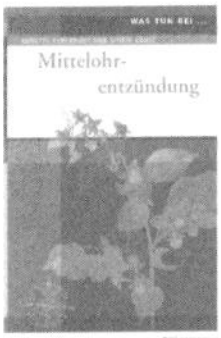

A. Kerckhoff (2004)
Was tun bei Nasennebenhöhlen-entzündung

A. Kerckhoff (2005)
Was tun bei Heuschnupfen

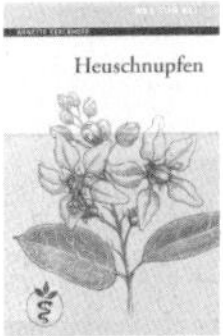

A. Kerckhoff, A. Michalsen (2005)
Was tun zur Raucherentwöhnung

A. Kerckhoff, J. Wilkens (2006)
Was tun bei Schlaganfall – Vorbeugung und Nachbehandlung

A. Kerckhoff, J. Wilkens (2006)
Was tun zur Wundheilung nach Operationen

A. Kerckhoff, S. v. Frankenberg (2007)
Was tun bei Kopfschmerzen von Kindern

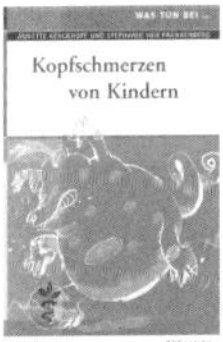

G. Spahn, A. Kerckhoff (2007)
Was tun bei Nebenwirkungen einer Krebstherapie

B. Schüler (2008)
Was tun zur Selbsthilfe bei Trockenen Augen